BEI GRIN MACHT SICH IHR
WISSEN BEZAHLT

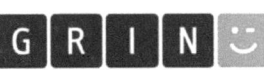

Bibliografische Information der Deutschen Nationalbibliothek:

Die Deutsche Bibliothek verzeichnet diese Publikation in der Deutschen National-bibliografie; detaillierte bibliografische Daten sind im Internet über http://dnb.d-nb.de/ abrufbar.

Impressum:

Copyright © 2010 GRIN Verlag, Open Publishing GmbH
Druck und Bindung: Books on Demand GmbH, Norderstedt Germany
ISBN: 9783640685455

Dieses Buch bei GRIN:

http://www.grin.com/de/e-book/155167/gesundheitliche-risiken-im-rettungsdienst

Christian Bonack

Gesundheitliche Risiken im Rettungsdienst

Muskel- und Skelett-Erkrankungen im Kontext des demographischen Wandels

GRIN Verlag

GRIN - Your knowledge has value

Der GRIN Verlag publiziert seit 1998 wissenschaftliche Arbeiten von Studenten, Hochschullehrern und anderen Akademikern als eBook und gedrucktes Buch. Die Verlagswebsite www.grin.com ist die ideale Plattform zur Veröffentlichung von Hausarbeiten, Abschlussarbeiten, wissenschaftlichen Aufsätzen, Dissertationen und Fachbüchern.

Besuchen Sie uns im Internet:

http://www.grin.com/

http://www.facebook.com/grincom

http://www.twitter.com/grin_com

Gesundheitliche Risiken im Rettungsdienst

Muskel- und Skelett-Erkrankungen im Kontext

des demographischen Wandels

Studienarbeit

von

Christian Bonack

Faculty of Public Health

an der St. Elisabeth Universität in Bratislava

I

INHALTSVERZEICHNIS

ABBILDUNGSVERZEICHNIS

TABELLENVERZEICHNIS

1 Einleitung

Der „demographische Wandel" ist ein Begriff, der meist in der Politik, und dort im Besonderen im Zusammenhang mit den sozialen Sicherungssystemen, genannt wird. Hinter diesem Begriff stehen die Veränderung der Altersstruktur einer Bevölkerung sowie deren Zusammensetzung. Beeinflusst wird die Altersstruktur von der Geburten- bzw. Sterberate einerseits, sowie durch die immer älter werdende Bevölkerung andererseits. Auch die Zuwanderung meist jüngerer Menschen aus anderen Staaten bzw. die Abwanderung teils älterer Menschen beeinflussen die Altersstruktur wesentlich.[1]

Neben der Politik und den sozialen Sicherungssystemen sind jedoch alle in einem Wirtschaftsraum zusammenlebenden Subjekte (Staat, Haushalte und Unternehmen) von dieser Thematik betroffen. So müssen sich bereits heute Unternehmen damit beschäftigen, wie ein Arbeitsplatz in der Zukunft gestaltet sein sollte, damit die Wirtschaft auch mit einer alternden Belegschaft weiterhin im globalen Umfeld wettbewerbsfähig bleibt.

Die Gesundheit der immer älter werdenden Mitarbeiter gewinnt somit mehr und mehr an Bedeutung. Hiervon sind die Beschäftigten im Gesundheitswesen nicht ausgenommen; im Gegenteil - gerade im Rettungsdienst kommt es darauf an, dass das eingesetzte Personal kurzfristig körperlichen Höchstleistungen sowie physischem und psychischem Stress gewachsen ist. Im besonderen Maße ist hier das Muskel-Skelett-System betroffen, da der Patiententransport (Patient und Trageeinrichtung) eine besondere körperliche Belastung darstellt.[2]

Der Autor wird in dieser Arbeit den Schwerpunkt auf die Wirbelsäulenbelastung im Rettungsdienst und deren Folgen legen, und die weiteren gesundheitlichen Risiken wie z. B. Erkrankungen durch psychische Belastungen, Unfälle oder Infektionskrankheiten nur peripher behandeln.

---

[1] Vgl. ec.europa, URL: http://ec.europa.eu/social/main.jsp?catId=502&langId=de (10.07.2010).
[2] Vgl. Gebhardt, Klußmann, Maßbeck, Topp, Steinberg, 2006, S. 9.

2 Gesundheitliche Risiken im Rettungsdienst

Das Personal im Rettungsdienst gilt als besonders gefährdete Gruppe für physische und psychische Belastungen. Derzeit gibt es ca. 47.000 hauptberuflich Beschäftigte im deutschen Rettungsdienst. Dabei handelt es sich zum größten Teil um Rettungsassistenten (berufliche Ausbildung), die die primäre Besatzung von Notfall-Rettungsmitteln stellen.[3] Neben den Rettungsassistenten gibt es Rettungssanitäter sowie Rettungshelfer mit geringerer Ausbildungstiefe.

Der Beruf des Rettungsassistenten ist erst seit 1989 staatlich anerkannt.[4] Im Folgenden werden die häufigsten Erkrankungen näher erläutert.

2.1 Erkrankungen des Muskel-Skelett-Systems

Erkrankungen des Muskel-Skelett-Systems gehören zu den am häufigsten gesundheitlichen Erkrankungen in der westlichen Welt. Gerade im Rettungsdienst treten diese Beschwerden verstärkt auf. Ein Mensch wiegt im Durchschnitt 70 kg, zusammen mit dem Gewicht einer Trage (ca. 30 kg) wird so eine zu tragende Last von rund 100 kg erreicht. Auf den einzelnen Rettungsdienstmitarbeiter entfallen somit ca. 50 kg des zu tragenden Gewichts. Neben der eigentlichen Last führen zusätzlich eine ungünstige Körperhaltung (beim Heben oder in Treppenhäusern), als auch das Tragen über lange Wegstrecken zu zusätzlichen Belastungen respektive Erkrankungen. Häufig ist es jedoch der Fall, dass Patienten deutlich schwerer sind als das Durchschnittsgewicht von 70 kg und zusätzlich medizinisches Gerät transportiert werden muss. Erschwerend kommt hinzu, dass die zu hebenden Lasten aufgrund der Einsatzhäufigkeit und der Dauer der Schichtdienste zur erheblichen Belastung der Mitarbeiter beitragen. In den ersten Berufsjahren ist dies meist problemlos zu bewältigen. Mit zunehmendem Alter sowie ansteigenden Berufsjahren führt dies jedoch langfristig zu gesundheitlichen Beschwerden. Die folgende Abbildung 1 zeigt die einzelnen gesundheitlichen Erkrankungen mit ihrer jeweiligen Ausprägung.

---

[3] Deutsches Rotes Kreuz, URL: http://www.drk-mettmann.de/erkrath/Krankentransportdienst.htm (10.07.2010).

[4] Vgl. Gesetzte-im-Internet: URL: http://www.gesetze-im-internet.de/bundesrecht/rettassg/gesamt.pdf (10.07.2010).

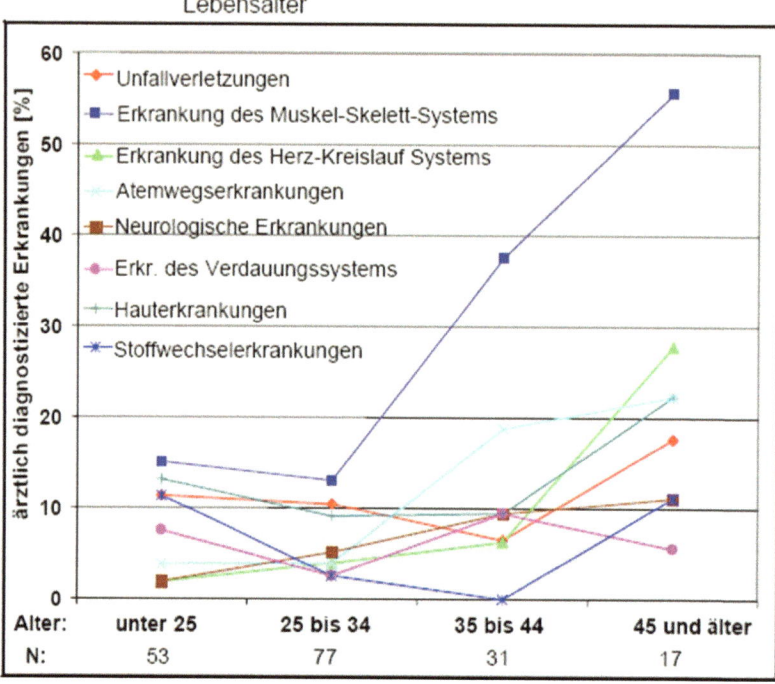

Abbildung 1: Prävalenz von ärztlich diagnostizierten Erkrankungen, nach Lebensalter.
Quelle: Gebhardt, Klußmann, Maßbeck, Topp, Steinberg, 2006, S. 57.

Die Abbildung verdeutlicht im besonderen Maße die physische Belastung für die Mitarbeiter im Rettungsdienst, die vor allem mit steigendem Alter zu Erkrankungen des Muskel-Skelett-Systems führen können.

Bei den Beschwerden des Muskel-Skelett-Systems muss grundsätzlich zwischen den einzelnen Beschwerdepunkten unterschieden werden. Die folgende Abbildung 2 zeigt, dass vor allem Beschwerden im unteren und oberen Bereich der Wirbelsäule und auch im Bereich der Kniegelenke angegeben werden. Unterschieden wird in Jahresprävalenz (innerhalb der letzten 12 Monate) sowie in Punktprävalenz (der letzten sieben Tage).[5]

---

[5] Vgl. Gebhardt, Klußmann, Maßbeck, Topp, Steinberg, 2006, S. 59f.

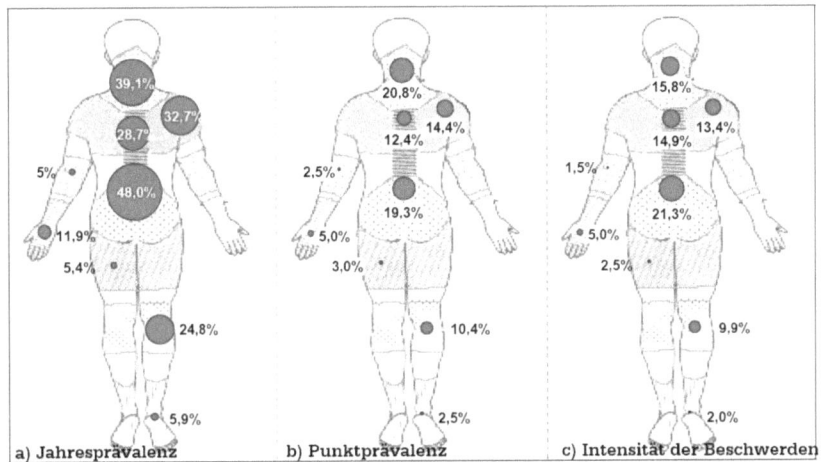

a) Jahresprävalenz   b) Punktprävalenz   c) Intensität der Beschwerden

Abbildung 2: Körperliche Beschwerden.
Quelle: Gebhardt, Klußmann, Maßbeck, Topp, Steinberg, 2006, S. 59.

Da der Beruf des Rettungsassistenten noch relativ jung ist, kann davon ausgegangen werden, dass die Beschwerden mit zunehmendem Alter exponentiell ansteigen werden. Die demographische Entwicklung wird dies vermutlich noch beschleunigen.

2.2 Weitere Erkrankungen

Neben Erkrankungen des Muskel-Skelett-Systems bilden die folgenden Erkrankungen erhebliche Risiken für die Mitarbeiter im Rettungsdienst.

2.2.1 Psychische Belastung

Die deutsche Industrienorm DIN EN ISO 10075-1 definiert psychische Belastungen als die von außen auf die Psyche einwirkende Faktoren. Diese ergeben sich aus den Arbeitsbedingungen, beispielsweise:

- der Arbeitsaufgabe (Art und Umfang der Tätigkeit)
- der Arbeitsumgebung (z. B. Lärm)
- der Arbeitsorganisation (z. B. Arbeitszeit, Arbeitsabläufe)
- den sozialen Komponenten (z. B. Führungsstil, Betriebsklima)
- den Arbeitsmitteln (z. B. Software)[6]

---

[6] Vgl. ergo-online, URL: http://www.ergo-onli-

4

Unterstützt durch die Berichterstattung in Medien werden die psychischen Belastungen der Rettungsdienstmitarbeiter mehr und mehr verdeutlicht. So muss beispielsweise das ICE-Unglück in Eschede, welches sich am 03. Juni 1998 ereignet hatte, neben den primären Opfern auch bei den Helfern grauenhafte Eindrücke hinterlassen haben. Neben den physischen Belastungen (Schichtdienst, Heben und Tragen schwerer Lasten) sind die Mitarbeiter im Rettungsdienst besonders psychisch belastenden Ereignissen wie Unfällen und Katastrophen ausgesetzt.

Das ständige Miterleben von menschlichem Leid führt häufig zur sogenannten „Posttraumatischen Belastungsstörung". Hierbei handelt es sich um eine schwere, über Wochen bis viele Monate, teils Jahre andauernde Stresssituation, die nach Erleben besonders schwerer Ereignisse auftreten kann.[7] Nicht selten führt diese, ebenfalls wie das „Burn-Out-Syndrom", zum frühzeitigen Ausscheiden aus dem Beruf.

Eine besondere Bedeutung erhalten die psychischen Belastungen im Zusammenhang mit Kindernotfällen. Etwa 4 bis 5 % der Einsätze betreffen Notfallsituationen im Kindesalter. Neben dem erkrankten Kind zählen Luxem, Kühn, und Runggaldier die Eltern gleichermaßen zu den Patienten. Daher kommt dem Rettungsdienstpersonal hier eine besondere Rolle zu, indem es Ruhe und Gelassenheit sowie fachliche als auch menschliche Kompetenz ausstrahlt.[8]

Neben den einsatzbedingten Belastungen können auch Konflikte mit Vorgesetzten sowie ungünstige Arbeitszeiten im Schichtdienst zu negativen Belastungen führen. Die genannten Beispiele verdeutlichen die enormen psychischen Belastungen, die der Alltag im Rettungsdienst mit sich bringt.

2.2.2 Arbeits- und Wegeunfälle

Die Deutsche Gesetzliche Unfallversicherung (DGUV) veröffentlicht regelmäßig die aktuellen Zahlen für Arbeits- und Wegeunfälle. Die abschließenden Zahlen für das Jahr 2009 lagen zum Zeitpunkt der Erstellung dieser Arbeit noch nicht vor. Die folgende Tabelle 1 bildet die gesamthafte Entwicklung der Unfälle im Bereich der gewerbli-

---

ne.de/site.aspx?url=html/gesundheitsvorsorge/psychische_belastungen_stress/psychische_belastung en.htm (12.07.2010)

[7] Vgl. Gebhardt, Klußmann, Maßbeck, Topp, Steinberg, 2006, S. 62.

[8] Vgl. Luxem, Kühn, Runggaldier, 2010, S. 402.

---

chen Wirtschaft sowie der öffentlichen Hand ab. Grundsätzlich findet eine Unterscheidung zwischen meldepflichtigen Arbeits- und Wegeunfällen statt.

Unfallversicherung der gewerblichen Wirtschaft und der öffentlichen Hand				
Arbeits- und Wegeunfälle	2006	2007	2008	Veränderung in %
Meldepflichtige Arbeitsunfälle	948.546	959.714	971.620	1,24
Meldepflichtige Wegeunfälle	191.186	167.067	176.608	5,71
Meldepflichtige Unfälle zusammen	1.139.732	1.126.781	1.148.228	1,9

Unfallversicherung der öffentlichen Hand				
Arbeits- und Wegeunfälle	2006	2007	2008	Veränderung in %
Meldepflichtige Arbeitsunfälle	115.044	107.682	105.430	-2,1
Meldepflichtige Wegeunfälle	32.417	25.616	27.007	5,4
Meldepflichtige Unfälle zusammen	1.139.732	1.126.781	1.148.228	1,9

Meldepflichtige Unfälle im Bereich Gesundheitsdienst der öffentlichen Hand				
Arbeits- und Wegeunfälle	2006	2007	2008	Veränderung in %
Meldepflichtige Arbeitsunfälle	19.067	19.407	18.577	-4,3
Meldepflichtige Wegeunfälle	6.772	5.710	6.063	6,2
Meldepflichtige Unfälle zusammen	25.839	25.117	24.640	-1,9

Davon Anteil Rettungsdienst	2.100	1.800	2.000	11,1

Tabelle 1: Arbeits- und Wegeunfälle.
Quelle: Vgl. DGUV, URL: http://www.dguv.de/inhalt/zahlen/broschueren/index.jsp [(11.07.2010), eigene Darstellung].

Die Tabelle stellt einerseits die Entwicklung der meldepflichtigen Arbeits- und Wegeunfälle der vergangenen drei Jahre dar, andererseits auch die absoluten Zahlen sowie deren Veränderung in Prozent. Die absolute Zahl der meldepflichtigen Arbeitsunfälle ist im Jahre 2008 mit 971.620 relativ stabil geblieben und unterliegt lediglich einer leichten Steigerung von 1,24 %. Die meldepflichtigen Wegeunfälle zeigen im Drei-Jahres-Rückblick deutliche Schwankungen. Die für 2008 gemeldete absolute Zahl von 176.608 Unfällen bedeutet eine Steigerung gegenüber 2007 um 5,71 %. Erfahrungsgemäß kommt es bei den Wegeunfällen häufiger zu größeren Schwankungen, die meist in Abhängigkeit zum Wetter stehen. Längere und stärkere Winter erhöhen in der Regel die Anzahl der Verkehrsunfälle, sowohl mit Kraftfahrzeugen, als auch mit Fahrrädern oder bei Fußgängern.

2.2.3 Verletzungsarten bei Arbeits- und Wegeunfällen

Bei den Verletzungsarten wird nach Körperteil unterschieden. Die folgende Abbildung 3 zeigt eine Aufstellung der am häufigsten betroffenen Körperteile im Bereich Gesundheitsdienst der öffentlichen Hand.

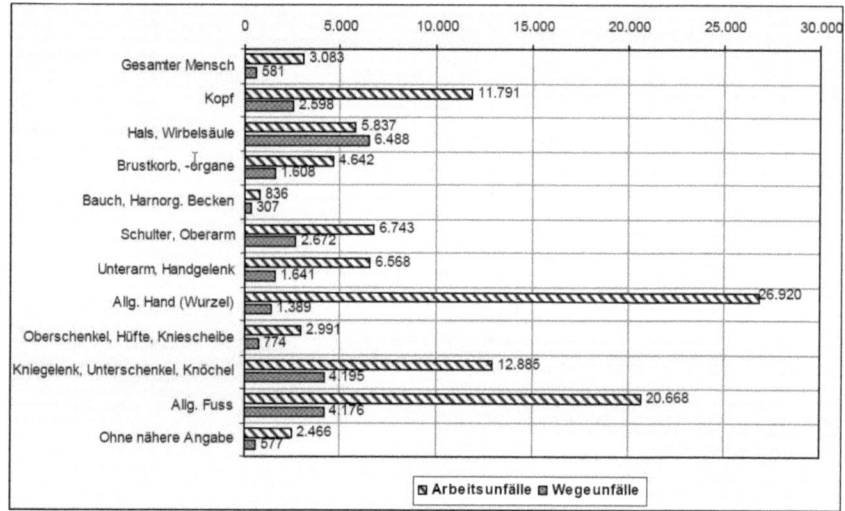

Abbildung 3: Verteilung der Unfälle nach verletztem Körperteil.
Quelle: DGUV, URL: http://www.dguv.de/inhalt/zahlen/documents/arbeit08_Internet.pdf , (11.07.2010).

Die Abbildung verdeutlicht die Schwerpunkte der verletzten Körperbereiche. Allen voran liegen die allgemeinen Handverletzungen an erster Stelle, dicht gefolgt von den allgemeinen Fußverletzungen. Kniegelenks- und Kopfverletzungen bilden das Mittelfeld der Übersicht. Hals- bzw. Wirbelsäulenverletzungen liegen dagegen lediglich im mittleren Durchschnitt der Statistik. Dabei ist festzustellen, dass das Risiko, einen Arbeitsunfall zu erleiden, hier sogar kleiner ist als die Gefahr eines Wegeunfalles.

Die Nadelstichverletzungen zählen hauptsächlich zur Gruppe der allgemeinen Handverletzungen, wobei auch andere Körperteile betroffen sein können. Zu diesem Thema ergänzen Brokmann und Rossaint: „Die häufigsten Arbeitsunfälle im medizinischen

Bereich sind Nadelstichverletzungen, vor allen Dingen durch Zurückstecken einer Kanüle in die Hülle, dem sog. >> recapping<<".[9]

Hierbei steht jedoch primär nicht die Verletzung als solche im Vordergrund, sondern vielmehr die Gefahr einer Infektion bzw. die einer Ansteckung, worauf der Autor im folgenden Punkt näher eingehen wird.

2.2.4 Infektionskrankheiten

Studien zufolge erleiden die rund 750.000 Beschäftigten im stationären Bereich bis zu 500.000 Nadelstichverletzungen pro Jahr.[10] Diese Zahlen lassen die Vermutung nahe, dass hier häufig von einer sogenannten „Bagatellverletzung" ausgegangen und diese nur selten als Arbeitsunfall gemeldet wird. Dabei hängt das Risiko einer Infektion durch Blutübertragung davon ab, wie viele infektiöse Patienten behandelt werden und wie oft gefährliche Blutkontakte während der Tätigkeit notwendig sind.[11] Zu den häufigsten Erregern zählen neben HIV (dem AIDS-Erreger) auch die beiden Erreger der Hepatitis B und C (Entzündungen der Leber).

Neben Stich- bzw. Schnittverletzungen besteht ebenfalls die Gefahr der Übertragung einer Infektionskrankheit durch Kontamination geschädigter Haut, den Augen oder der Mundhöhle. Auf Sicherheitsvorkehrungen hierzu wird der Autor unter Punkt 3 (Prävention) eingehen.

2.3 Anerkannte Berufskrankheiten

Im siebten Buch des deutschen Sozialgesetzbuches ist die gesetzliche Unfallversicherung geregelt. In § 9 Berufskrankheiten werden diese wie folgt beschrieben: „Berufskrankheiten sind Krankheiten, die die Bundesregierung durch Rechtsverordnung mit Zustimmung des Bundesrates als Berufskrankheiten bezeichnet und die Versicherte

---

[9] Brokmann, Rossaint, 2008, S.45.

[10] Vgl. aktion-meditech, URL: http://www.aktion-meditech.de/factsheets/sicherheit_nsv.pdf (11.07.2010)

[11] Vgl. Nadelstichverletzungen, URL: http://www.nadelstichverletzung.de/content/home.html (11.07.2010)

infolge einer den Versicherungsschutz nach § 2, 3 oder 6 begründenden Tätigkeit erleiden".[12]

Auf Basis des § 9 SGB VII wurde die Berufskrankheiten-Verordnung erlassen und zuletzt aktualisiert durch die "Zweite Verordnung zur Änderung der Berufskrankheiten-Verordnung" vom 11. Juni 2009.[13]

Das Bundesamt für Arbeitsschutz und Arbeitsmedizin veröffentlicht regelmäßig eine Liste der anerkannten Berufskrankheiten als Anlage 1 zur Berufskrankheiten-Verordnung. Durch physikalische Einwirkungen verursachte Krankheiten wie z. B. Meniskusschäden nach mehrjährigen andauernden oder häufig wiederkehrenden, die Kniegelenke überdurchschnittlich belastenden Tätigkeiten oder aber auch Bandscheiben bedingte Erkrankungen der Lendenwirbel- bzw. Halswirbelsäule werden durch die Berufsgenossenschaft als Berufskrankheiten anerkannt.[14]

Nicht so bei den Herz-Kreislauf-Erkrankungen. Diese werden derzeit in keiner Berufssparte als Berufskrankheit anerkannt. Es ist jedoch davon auszugehen, dass die psychische Belastung, speziell die der Notfalleinsätze, durchaus zu Herz-Kreislauf-Erkrankungen führen kann.

Die am Anfang erläuterten gesundheitlichen Risiken, Verletzungsgefahren und Berufskrankheiten im Rettungsdienst sollten gerade im Zusammenhang mit der demographischen Entwicklung nicht als selbstverständlich oder zwangsläufig angesehen werden. Die Erkenntnisse aus wissenschaftlichen Studien sowie langjährige Erfahrungen unterschiedlichster Institutionen sollten dazu beitragen, dass gerade im Bereich des Gesundheitsmanagements eine gewisse Sensibilisierung stattfindet und durch geeignete Präventionsmaßnahmen eine Verbesserung der aktuellen Situation erreicht werden kann.

---

[12] Sozialgesetzbuch, URL: http://www.sozialgesetzbuch.de/gesetze/07/index.php?norm_ID=0700900 (10.07.2010)

[13] Vgl. Bundesanstalt für Arbeitsschutz und Arbeitsmedizin, URL: http://www.baua.de/cln_135/de/Themen-von-A-Z/Berufskrankheiten/Rechtsgrundlagen/Rechtsgrundlagen.html#doc672234bodyText2 (10.07.2010)

[14] Vgl. Bundesamt für Arbeitsschutz und Arbeitsmedizin, URL: http://www.baua.de/cln_135/de/Themen-von-A-Z/Berufskrankheiten/Rechtsgrundlagen/Anlage-BKV.html (10.07.2010)

3 Gesundheitsmanagement

Der Begriff „Gesundheitsmanagement" steht im Zusammenhang mit den Gesund-
heitswissenschaften und beinhaltet eine Vielzahl von Aufgaben und Funktionen zum
Organisieren von Gesundheit, insbesondere in Form der Gesundheitsförderung (Prävention). Niehoff und Braun nennen neben den sozialen Sicherungssystemen auch die
Planung, Organisation und Steuerung der gesundheitsbezogenen Dienstleistungen als
Aufgabe des Gesundheitsmanagements.[15] Die Weltgesundheitsorganisation (WHO)
verfolgt mit dem Gesundheitsmanagement die Strategie: „Gesundheit für alle" und definiert den Begriff „Public Health" wie folgt: „The science and art of promoting health,
preventing disease, and prolonging life through the organized efforts of society".[16] Frei
übersetzt ist dies als ein soziales und politisches Konzept zur Gesundheitsförderung
und Krankheitsprävention zu verstehen. Public Health kann aber auch als „öffentliche
Gesundheit" bezeichnet werden, wobei Waller dies als schwierig bezeichnet und statt-
dessen die deutsch-englische Doppelversion „Gesundheitswissenschaften-Public
Health" bevorzugt.[17]

Der Autor möchte nun im Folgenden einige Präventionsmaßnahmen für die Arbeit im
Rettungsdienst aufzeigen. Die enormen körperlichen Belastungen im Rettungsdienst
einerseits, als auch die durch die demographische Entwicklung zu erwartende Alterung
der Mitarbeiter andererseits, erfordern entsprechende Maßnahmen. Vor allem gilt es,
die Belastungen der Wirbelsäule und auch des gesamten Muskel-Skelett-Systems zu
verringern, um steigende Arbeitsunfälle sowie Berufskrankheiten zu vermeiden.

3.1 Aufbau der Wirbelsäule

Die Wirbelsäule wird von oben nach unten in fünf einzelne Abschnitte unterteilt und
besteht aus 33 bis 34 Wirbeln: 7 Halswirbel, 12 Brustwirbel, 5 Lendenwirbel, 5 zu-
sammengewachsene Kreuzwirbel und 4 bis 5 miteinander verschmolzene Steißwir-
bel.[18]

---

[15] Vgl. Niehoff, Braun, 2003, S. 107.
[16] Vgl. WHO, URL: http://www.who.int/hpr/NPH/docs/hp_glossary_en.pdf, S. 3, (11.07.2010)
[17] Vgl. Kreft, Mielenz, 2005, S. 373.
[18] Vgl. Medizininfo, URL: http://www.medizinfo.de/ruecken/anatomie/wirbelsaeule.shtml (24.07.2010)

Man unterscheidet zwischen der Halswirbelsäule

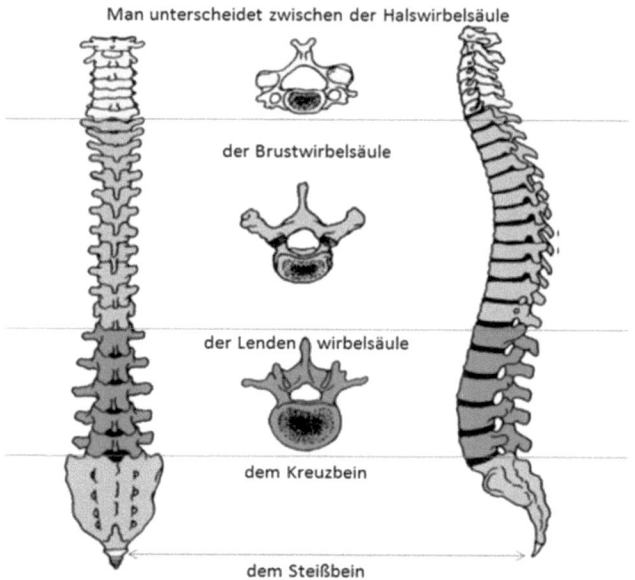

der Brustwirbelsäule

der Lenden wirbelsäule

dem Kreuzbein

dem Steißbein

Abbildung 4: Aufbau der Wirbelsäule
Quelle: Uniklinikum-Giessen, URL: http://www.uniklinikum-
giessen.de/pflege/docpublic/rpt/l_8557_Bewegen%20Patienten.pdf (24.07.2010)

Wie bereits in Abbildung 2 dargestellt, entfallen 48 % der Beschwerden auf den unteren Bereich der Wirbelsäule (s. Pkt. 2.1). Die Abbildung 4 verdeutlicht den Aufbau der Wirbelsäule unterteilt in ihre fünf Bereiche.

Neben den Wirbelkörpern gehören die Bandscheiben zu den Elementen der Wirbelsäule, welche eine sogenannte Pufferfunktion übernehmen, um Stöße auf Gehirn, Rückenmark und andere Organe abzufedern. Der Mensch hat 23 Bandscheiben: 6 Bandscheiben in der Halswirbelsäule (zwischen dem 1. und 2. Halswirbel gibt es keine Bandscheibe), 12 Bandscheiben in der Brustwirbelsäule und 5 Bandscheiben in der Lendenwirbelsäule.[19]

Die folgende Abbildung 5 zeigt die je nach Körperhaltung unterschiedlichen Belastungszustände der Bandscheiben sowie deren Folgen.

---

[19] Vgl. Uniklinikum-Giessen, URL: http://www.uniklinikum-
giessen.de/pflege/docpublic/rpt/l_8557_Bewegen%20Patienten.pdf (24.07.2010)

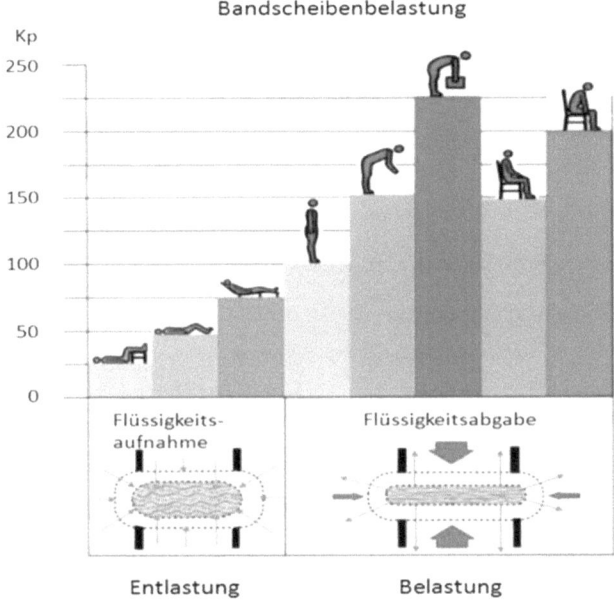

Abbildung 5: Bandscheibenbelastung
Quelle: Uniklinikum-Giessen, URL: http://www.uniklinikum-giessen.de/pflege/docpublic/rpt/l_8557_Bewegen%20Patienten.pdf (24.07.2010)

Das Diagramm veranschaulicht den Zusammenhang zwischen der Körperhaltung einerseits sowie der Belastung der Bandscheiben in Kilopond andererseits. Bereits einfaches Gehen führt zur Belastung und somit Flüssigkeitsabgabe der Bandscheiben. Falschen Sitzen bzw. falsches Heben und Tragen hingegen führen zu extremen Belastungen der Wirbelsäule und der Bandscheiben.

Gerade im Rettungsdienst kommt es jedoch durch die teils enorm zu bewegenden Lasten zur regelmäßigen Überlastung des Muskel-Skelett-Systems, was wiederum langfristig zur Schädigung der Wirbelsäule bis hin zur Berufskrankheit führen kann. Aus diesem Grund ist eine nachhaltige Prävention unerlässlich.

3.2 Prävention im Rettungsdienst

Wie bereits eingehend erwähnt, sind die jeweiligen Organisationen (öffentliche Rettungsdienstorganisationen sowie private Arbeitgeber) und deren Mitarbeiter selbst aufgefordert, ihre physische und psychische Gesundheit zu erhalten. Dies ist notwendig, um der steigenden Belastung sowie der zu erwartenden Alterung der Mitarbeiter durch die demographische Entwicklung entgegen zu wirken.

3.2.1 Rücken schonendes Arbeiten im Rettungsdienst

Eine bessere Körperhaltung (nicht nur bei der Arbeit) führt nachweislich zu einer geringeren Belastung des gesamten Muskel-Skelett-Systems und somit zu weniger krankheitsbedingten Beschwerden. Im besonderen Maße gilt dies für die Mitarbeiter im Rettungsdienst, jedoch ebenfalls für viele weitere Berufsfelder im gesamten Gesundheitswesen. Das richtige Heben und Tragen sowie ein starker Rücken sind auch im Rettungsdienst eine Grundlage für eine gesunde und lange Einsatztätigkeit. Zu den wichtigsten Verhaltensmaßnahmen nennen Luxem, Kühn und Runggaldier unter anderem:

- Den Körper möglichst gerade und so nahe wie möglich an der zu hebenden Last ausrichten.
- Die Fußsohlen etwa hüftbreit und auf den ganzen Boden stellen.
- Die Last aus der Hocke und durch Streckung im Kniegelenk langsam anheben.
- Mit gestreckten Armen halten und tragen.
- Das Heben aus einer verdrehten Position heraus vermeiden.
- Alle zu hebenden Lasten möglichst mit beiden Händen gleichzeitig anheben.
- Ruckartiges Hochreißen sowie schwungvolle Bewegungen vermeiden.
- Bei mehreren Helfern gleichzeitig anheben, wobei der Helfer am Kopf das Kommando übernimmt.[20]
- Beim Anheben Rumpf- und Bauchmuskulatur zur Stabilisierung der Wirbelsäule immer anspannen.
- Beim Anheben einer Last die Luft nicht anhalten, sondern ausatmen.

Beim Absetzen einer Last sollten die gleichen Punkte beachtet werden, da falsches Absetzen gleichermaßen schädlich ist wie falsches Anheben bzw. Tragen.

---

[20] Vgl. Luxem, Kühn, Runggaldier, 2010, S. 106.

Neben dem täglichen Umgang mit körperlichen Belastungen sollte die ständige Aus- und Weiterbildung ebenfalls zu den Präventionsmaßnahmen gezählt werden. Siehe hierzu Pkt. 3.3.4 Fit für den Rettungsdienst.

Das Ein- und Aussteigen mit Patient und Trageeinrichtung zählt gleichermaßen zu den Risikofaktoren im Rettungsdienst. Sitzende Patienten werden oft durch die Seitentür in den Rettungstransportwagen (RTW) getragen, teilweise müssen sich die Mitarbeiter im Rettungsdienst aber mit unkonventionellen Hilfsmitteln behelfen.[21] Hierbei kann es aufgrund der teils hohen Einstiege und ungünstiger Körperhaltung zur Fehlbelastung des Muskel-Skelett-Systems kommen. Die beiden Bilder der folgenden Abbildung 6 machen deutlich, dass das Kniegelenk sowie der Lendenwirbelsäulenbereich hierbei im besonderen Maße belastet werden.

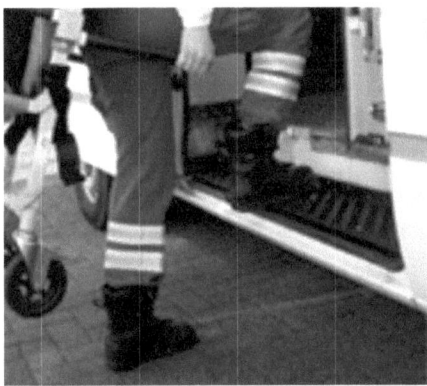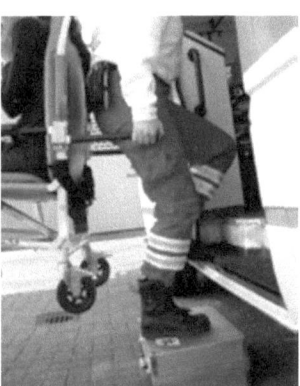

Abbildung 6: Einstiege in Rettungswagen
Quelle: Gebhardt, Klußmann, Maßbeck, Topp, Steinberg, 2006, S. 67.

Eine bessere ergonomische Gestaltung der Einstiege, z. B. durch Normierung der Einstiegshöhe, könnte einen Präventionsansatz darstellen.

Eine weitere Entlastung zur Evakuierung von verletzten Personen bieten beispielsweise auch Hebe- und Tragestühle, die besonders bei der Bewältigung von Treppen zu einer Entlastung führen.[22]

---

[21] Vgl. Gebhardt, Klußmann, Maßbeck, Topp, Steinberg, 2006, S. 67.
[22] Vgl. Gebhardt, Klußmann, Maßbeck, Topp, Steinberg, 2006, S. 68.

Ziel sollte es sein, unter Verwendung der möglichen Hilfsmittel wie Einstiegshilfen sowie dem im Beispiel genannten Evakuierungsstuhl eine übermäßige Fehlhaltung bzw. Fehlbelastung des gesamten Muskel-Skelett-Systems zur Vermeidung von Folgeschäden auf ein Minimum zu reduzieren.

Neben den physischen respektive körperlichen Belastungen gilt es auch im Rahmen der Prävention, die bereits erläuterten psychischen Belastungen weitgehend abzubauen.

3.2.2 Reduktion der psychischen Belastung

Der Notfalleinsatz im Rettungsdienst als unmittelbarer Auslöser der psychischen Belastung lässt sich im Rettungsdienst nicht ohne weiteres vermeiden. Jedoch gilt es auch hier, durch Präventionsmaßnahmen den Umgang mit dem täglichen menschlichen Leid erträglicher zu gestalten.

Der Bundesverband der Unfallkassen nennt die sozialen Aspekte einer Arbeitsorganisation wie z. B. Mitarbeiterführung, Kommunikation zwischen den Mitarbeitern untereinander, sowie sozialer Rückhalt als wesentliche Einflussfaktoren der psychischen Belastung der Mitarbeiter.[23] Die Führungskräfte im Rettungsdienst haben somit eine hohe Verantwortung gegenüber ihren Mitarbeitern und sollten versuchen, im Rahmen vertrauensvoller Mitarbeitergespräche mit vorbeugenden Maßnahmen wie z. B. Schulungsmaßnahmen und Weiterbildungen ggf. auftretenden Problemen frühzeitig entgegenzuwirken.

Eine Projektarbeit der bayerischen Gewerbeaufsicht in Zusammenarbeit mit dem Bayerischen Landesamt für Gesundheit und Lebensmittelsicherheit hat ergeben, dass gerade die Arbeitsorganisation ein hohes Potenzial im Bereich der Prävention bietet. So ergab eine Umfrage von Stadler und Schärtl in diesem Zusammenhang folgendes Ergebnis: „Die wirkungsvollsten Beiträge zur Belastungsoptimierung sahen die befragten Rettungsdienstkräfte im Mittel in ablauf- und aufbauorganisatorischen Maßnahmen. Wie die Mitarbeiterbefragung zeigt, würde die Verbesserung von Transparenz und Informationsfluss (rechtzeitige und ausreichende Information, transparente und nachvollziehbare Entscheidungen) die psychische Belastungssituation von fest angestellten Rettungskräften

---

[23] Vgl. Deutsche Gesetzliche Unfallkassen, URL:
http://www.dguv.de/inhalt/praevention/themen_a_z/arbeit_ges/guv_I_8628.pdf (24.07.2010) S.19.

an ihrem Arbeitsplatz 'in hohem Maße' verbessern".[24] Die Umfrage verdeutlicht die Anforderung an die Führungskräfte sowie die daraus resultierenden Potenziale im Bereich der Prävention.

Neben den bereits genannten Präventionsmaßnahmen sollten diese Themen grundsätzlich in die betriebliche Weiterbildung aufgenommen werden sowie Fördermaßnahmen genutzt werden. So werden beispielsweise Präventionskurse nach § 20 SGB V finanziell gefördert.[25]

3.2.3 Vorbeugung vor Infektionen

Aufgrund der Berufsgenossenschaftlichen Vorschriften zur Unfallverhütung unterliegen deren versicherte Unternehmen sowie deren Angestellte den Unfallverhütungsvorschriften. Die gesetzlichen Unfallversicherungsträger im Gesundheitswesen sind:

- Berufsgenossenschaft für Gesundheitsdienst und Wohlfahrtspflege (BGW)

- Landesunfallkassen (LUK)[26]

Zu den BGW-Vorschriften zählen neben weiteren beispielsweise:

- Unfallverhütungsvorschrift – Fahrzeuge (BGVD29 vom 01.04.2010)

- Grundsätze der Prävention (BGVA1 vom 24.03.2010)

- Benutzung von Schutzhandschuhen (BGR195 31.10.2007)[27]

Aus diesem Grund werden Mitarbeiter im Rettungsdienst bereits im Rahmen ihrer Aus- und Fortbildung mit Hygiene- sowie Schutzmaßnahmen gegen Infektionen vertraut gemacht. Zu diesen Maßnahmen zählen unter anderem:

- Das Tragen von Infektionsschutzhandschuhen (Einmalhandschuhen).

---

[24] Bayerisches Landesamt für Gesundheit und Lebensmittelsicherheit, URL:
http://www.lgl.bayern.de/arbeitsschutz/arbeitspsychologie/doc/endbericht_rettungsdienst.pdf
(24.07.2010) S. 32.

[25] Vgl. Sozialgesetzbuch, URL:
http://www.sozialgesetzbuch.de/gesetze/05/index.php?norm_ID=0502000 (11.07.2010)

[26] Vgl. Luxem, Kühn, Runggaldier, 2010, S. 138.

[27] Vgl. BGW, URL: http://www.bgw-online.de/internet/generator/Navi-bgw-
online/NavigationLinks/Kundenzentrum/Pr_C3_A4vention/Vorschriften/navi.html (24.07.2010)

- Das Vermeiden von unmittelbarem Haut- und Schleimhautkontakt mit dem Patienten. Dies betrifft neben Händen auch weitere Körperteile wie Unterarme und Gesicht.

- Besondere Vorsicht bei gefährlichen Gegenständen wie Glassplitter und blutverschmutzten Werkzeugen.

Neben der Unterweisung in Unfallverhütungsvorschriften stellt eine regelmäßige Überprüfung des Impfschutzes eine weitere Maßnahme im Rahmen der Prävention dar.

3.2.4 Fit für den Rettungsdienst

Neben den bereits aufgeführten Präventionsmaßnahmen gilt die körperliche Fitness als unverzichtbar für eine dauerhafte Tätigkeit im hauptamtlichen Rettungsdienst. So bieten beispielsweise Krankenkassen spezielle Rückenschulungen und spezielles Rückenaufbautraining an. Mit einem progressiven Krafttraining kann z. B. die tief liegende Rückenmuskulatur im Bereich der Lendenwirbelsäule trainiert werden. Einige Fitnessstudios bieten bereits spezielle Kurse für den Bereich des präventiven Trainings an.[28] Neben dem reinen Krafttraining sollten aber auch Lauftraining bzw. Schwimmen das aktive Programm abrunden.

Überdies hinaus bieten etliche Institutionen und Verbände sowie Krankenkassen Seminare zur Vorbeugung von Muskel-Skelett-Erkrankungen im Rahmen von Rückenberatung bzw. Rückenschulen an. In speziellen Kursen werden für die alltägliche Praxis umsetzbare Griffe und Haltungen erlernt sowie Tipps und Tricks vermittelt, um die Muskulatur kurzfristig entspannen zu können.[29] Viele der Übungen aus der Rückenschule lassen sich alleine durchführen, sodass eine vorbeugende Kräftigung der betroffenen Regionen erreicht werden kann. Gerade häufige und kurze Trainingseinheiten führen zu einer nachhaltigen Kräftigung der Wirbelsäulenmuskulatur. Spezielle Trainingskonzepte und Trainingsregeln unterstützen diese Präventionsmaßnahme.[30]

Die für eine körperliche Fitness notwendigen Trainingseinheiten sollten jedoch nicht zu einer zusätzlichen Belastung der Mitarbeiter führen, sondern einen Ausgleich für die sonst einseitigen physischen aber auch psychischen Belastungen darstellen.

---

[28] Vgl. Kieser-Training, URL: http://www.kieser-training.de/de/praeventives-krafttraining/ (24.07.2010)

[29] Vgl. Rettungsdienst, URL: http://www.rettungsdienst.de/2009/11/18/rucken-schonendes-arbeiten-im-rettungsdienst-3/#more-12980 (24.07.2010)

[30] Vgl. Medizininfo, URL: http://www.medizinfo.de/ruecken/schule/grundlagen.shtml (24.07.2010)

3.3 Persönliche Schutzausrüstung im Rettungsdienst

Auch die persönliche Schutzausrüstung (PSA) ist dazu bestimmt, vom Mitarbeiter getragen zu werden, um diesen vor Verletzungen zu schützen, und sie dient somit der Prävention. Jede im Rettungsdienst tätige Organisation ist aufgrund der gesetzlichen Bestimmungen des Arbeitsschutzgesetzes dazu verpflichtet, seinen Mitarbeitern eine persönliche Schutzausrüstung in ausreichender Anzahl kostenlos zur Verfügung zu stellen sowie für dessen Reinigung und Instandhaltung zu sorgen (§ 3 Abs. 3 Arb-SchG).[31] Ferner sieht das Arbeitsschutzgesetz in § 15 vor, dass die Mitarbeiter die ihnen zur Verfügung gestellte persönliche Schutzausrüstung bestimmungsgemäß verwenden müssen.[32] Speziell im Rettungsdienst ist dies unerlässlich, um unnötige Verletzungen zu vermeiden.

Zur persönlichen Schutzausrüstung zählen je nach Arbeitsgebiet folgende Gegenstände:

- Schutzkleidung,

- Hand- und Armschutz,

- Schnitt- und Stechschutz,

- Atemschutz,

- Fuß- und Knieschutz,

- Augen- und Gesichtsschutz,

- Kopfschutz,

- Gehörschutz,

- Hautschutzmittel,

- PSA gegen Absturz,

- PSA zum Retten aus Höhen und Tiefen,

- PSA gegen Ertrinken.[33]

---

[31] Vgl. Gesetze im Netz, URL: http://www.gesetze-im-internet.de/arbschg/__3.html (24.07.2010)

[32] Vgl. ebenda, URL: http://www.gesetze-im-internet.de/arbschg/__15.html (24.07.2010)

[33] Vgl. Gesundheitsamt-BW, URL: http://www.gesundheitsamt-bw.de/servlet/PB/menu/1140338/index.html?ROOT=1139889 (24.07.2010)

Eine gute Einsatzschutzkleidung zeichnet sich beispielsweise dadurch aus, dass sie ihren Träger auch bei Dunkelheit im Einsatz und im Straßenverkehr erkennbar macht sowie vor Umwelteinflüssen jeglicher Art schützt.

Auch der Bundesverband für Unfallkassen verweist in seinem Regelwerk GUV-R 2106 auf die Regeln für Sicherheit und Gesundheitsschutz im Rettungsdienst. Diese GUV-Regel erläutert unter anderem § 29 der Unfallverhütungsvorschriften (UVV) „Grundsätze der Prävention" und richtet sich an Unternehmer bei der Umsetzung ihrer Pflichten aus staatlichen Arbeitsschutzgesetzen.[34]

Aufgrund des begrenzten Umfangs dieser Studienarbeit wird der Autor diesen Bereich nicht weiter vertiefen, sondern möchte lediglich deren Bedeutung unterstreichen.

---

[34] Vgl. Unfallkasse, URL: http://www.unfallkasse.de/res.php?id=10241 (24.07.2010)

4 Schlussbetrachtung und Ausblick

Die demographische Entwicklung lässt bereits heute erkennen, dass die physischen sowie psychischen Belastungen im Rettungsdienst nicht abnehmen werden. Die hier aufgeführten Erkenntnisse stellen nur einen orientierenden Überblick über die tatsächlichen Belastungen der Mitarbeiter im Rettungsdienst dar. Teilweise muss aufgrund der lokalen Gegebenheiten (schwieriges Gelände) sowie einem deutlich höheren Körpergewicht der Patienten mit weitaus höheren Belastungen gerechnet werden. Es stellt sich daher dem Autor die Frage, ob der technische Fortschritt einerseits als auch die Präventionsmaßnahmen andererseits eine längere Einsatztätigkeit im aktiven Rettungsdienst ermöglichen werden. Nur ein gesunder und leistungsfähiger Mitarbeiter im Rettungsdienst kann entsprechend hochwertige „Hilfe" leisten.

Ferner sollte die gesundheitsfördernde Führung ein fester Bestandteil der Aufgaben einer Führungskraft zugeordnet und somit als Managementaufgabe bzw. als Führungskompetenz betrachtet werden.

Auch die Politik ist gefordert und sollte ihren Beitrag leisten, indem sie sowohl durch Standards (beispielsweise im Fahrzeugbau oder in der Ausbildung), als auch bei der persönlichen und psychischen Stressbewältigung des Rettungsdienstpersonals entsprechende Rahmenbedingungen schafft. Diese Standards sollten in der heutigen Zeit auf Europäischer Ebene geschaffen werden, um gerade im Bereich der öffentlichen Gesundheit (Public Health) mittelfristig eine Harmonisierung der Lebens- und Arbeitsbedingungen in Europa erreichen zu können.

5 Literatur- und Quellenverzeichnis

5.1 Bücher

Brokmann, J., Rossaint, R., Heidelberg 2008.

Gebhardt, Hj., Klußmann, A., Maßbeck, P., Topp, S. Steinberg, U.: Sicherheit und Gesundheit im Rettungsdienst, Dortmund, Berlin, Dresden, 2006.

Kreft, D., Mielenz, I: Wörterbuch Soziale Arbeit, 5. Aufl. Weinheim und München, 2005.

Luxem, J., Kühn, D., Runggaldier, K.: Rettungsdienst RS/RH, 2. Aufl. München, 2010.

Niehoff, J.-U., Braun, B.: Handwörterbuch Sozialmedizin Public Health, Baden-Baden, 2003.

Waller, H., Gesundheitswissenschaft, 3. Aufl. Stuttgart 2002.

5.2 Online Quellen

Aktion-Meditech, URL: http://www.aktion-meditech.de/ (11.07.2010)

Bayerisches Landesamt für Gesundheit und Lebensmittelsicherheit, URL: http://www.lgl.bayern.de/ (24.07.2010)

Berufsgenossenschaft für Gesundheitsdienst und Wohlfahrtspflege, URL: http://www.bgw-online.de/internet/generator/Navi-bgw-online/homepage.html (24.07.2010)

Bundesanstalt für Arbeitsschutz und Arbeitsmedizin, URL: http://www.baua.de/cln_135/de/Startseite.html (10.07.2010)

Bundesministerium der Justiz, Gesetzte im Netz, URL: http://www.gesetze-im-internet.de/ (10.07.2010)

Deutsche Gesetzliche Unfallversicherung, URL: http://www.dguv.de/inhalt/index.jsp (24.07.2010)

Deutsches Rotes Kreuz, URL: http://www.drk-mettmann.de/erkrath/index.htm (10.07.2010)

Ergo-Online, URL: http://www.ergo-online.de/ (12.07.2010)

Europäische Kommission, URL: http://ec.europa.eu/social/home.jsp?langId=de (24.07.2010)

Kieser Training, URL: http://www.kieser-training.de/de/ (24.07.2010)

Landesgesundheitsamt Baden-Württemberg, URL: http://www.gesundheitsamt-bw.de/servlet/PB/menu/1133583/index.html?ROOT=1133583 (24.07.2010)

Medizin Info, URL: http://www.medizinfo.de/ (24.07.2010)

Nadelstichverletzungen, URL: http://www.nadelstichverletzung.de/content/home.html (11.07.2010)

Rettungsdienst, URL: http://www.rettungsdienst.de/ (24.07.2010)

Sozialgesetzbuch, URL: http://www.sozialgesetzbuch.de/gesetze/index.php (10.07.2010)

Unfallkasse Berlin, URL: http://www.unfallkasse.de/ (24.07.2010)

Universitätsklinikum Giessen und Marburg, URL: http://www.ukgm.de/ugm_2/deu/index.html (24.07.2010)

World Health Organization, URL: http://www.who.int/en/ (11.07.2010)

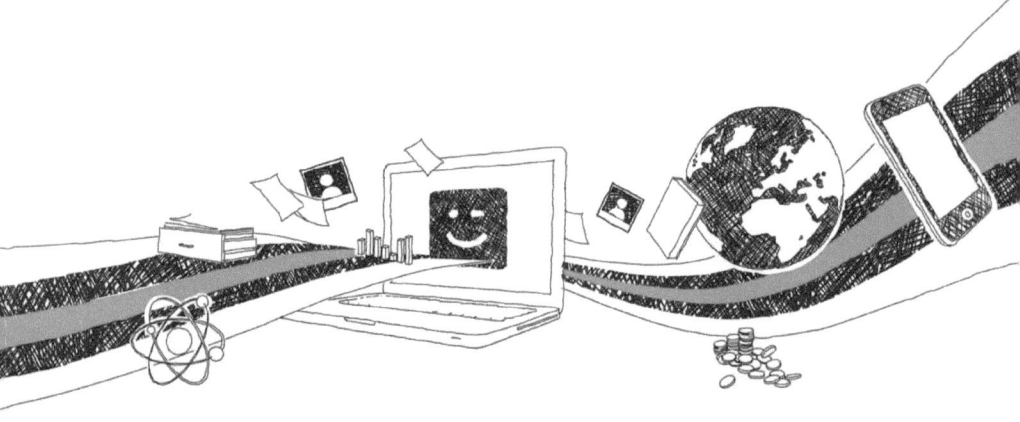
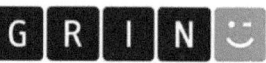